AF339784

MÉMOIRE

A MESSIEURS LES MEMBRES

DU CONSEIL D'HYGIÈNE

DU DÉPARTEMENT DE MEURTHE-ET-MOSELLE

Par le Comte de Ludre

NANCY

TYPOGRAPHIE G. CRÉPIN-LEBLOND

14, Grande-Rue (Ville-Vieille)

—

1872

MÉMOIRE

à Messieurs les Membres du Conseil d'hygiène

Messieurs,

Une question d'un intérèt brùlant, celle de l'établissement d'une fabrique de produits chimiques au pont de Saint-Phlin, va ètre prochainement soumise à l'appréciation du Conseil.

Interprètes des sentiments d'une population inquiète vivement surexcitée par le danger dont elle est menacée, nous venons vous demander de plaider devant vous la cause de l'agriculture et de l'hygiène publique.

Cette cause, quelle que soit la faiblesse de nos

moyens et notre peu d'habitude de ces sortes de questions, nous la défendrons avec toute l'énergie dont nous sommes capable, encouragé par nos nombreux concitoyens, qui ont remis leurs intérêts entre nos mains.

Jetons tout d'abord un coup-d'œil rapide sur la vallée où se trouverait placé l'établissement projeté. Cette vallée étroite, resserrée entre les hauteurs du Vermois et les pentes plus élevées et plus rapides de Saint-Phlin, sert de déversoir à de nombreux ruisseaux qui viennent se jeter dans la Meurthe. Elle se dirige à peu près exactement du Sud au Nord et forme un corridor étroit le long duquel les vents du Sud et du Nord, habituellement régnants dans nos contrées, promèneront les vapeurs mortelles de l'acide chlorydrique depuis Rosières et Dombasle jusqu'à Nancy, infectant sur leur passage les communes de Rosières, Dombasle, Varangéville, Saint-Nicolas, Ville-en-Vermois, Manoncourt, Art-sur-Meurthe, Laneuveville, Tomblaine, Jarville, le faubourg Saint-Pierre, le Pont-d'Essey, et enfin la partie basse des faubourgs qui avoisinent la Meurthe.

Le fond de la vallée est couvert de riches prairies. Sur son flanc gauche on trouve de belles cultures, des habitations de campagne d'un grande valeur, et enfin de nombreux maraîchers qui contribuent pour une grande part à l'alimentation de la ville de Nancy. Sur son flanc droit, et à quelques centaines de mètres de la fabrique, sont les vignobles productifs de Dombasle,

Varangéville, Art-sur-Meurthe et Tomblaine ; de belles cultures et enfin, comme sur le côté gauche, des maraîchers. Ces terres, extrèmement divisées, appartiennent, pour la plus grande partie, à de petits propriétaires dont elles constituent toute la fortune. Les prairies qui en forment la partie basse, sont assises sur un sol caillouteux éminemment favorable aux infiltrations. Une expérience concluante a été faite à ce sujet par l'honorable M. Simette, chargé, en 1870, d'établir dans la prairie de Tomblaine des puits instantanés pour le campement de la Garde : plusieurs de ces puits ont été infectés par des infiltrations venant d'en haut à une grande distance.

Sur la rive droite de la rivière, et presque en face de la fabrique projetée, est une vallée secondaire perpendiculaire à la Meurthe dont elle est tributaire et au fond de laquelle coule depuis Haraucourt, en passant par Lenoncourt, le ruisseau de Rouanne.

Partant de ces bases, examinons rapidement quelles seront, au point de vue de l'agriculture et de la fortune publique, les conséquences de la fabrique projetée. Nous nous appuierons, pour cet examen, sur les effets produits par l'établissement absolument similaire de Dieuze.

Un savant chimiste, M. Simonin, constate, dans un rapport fait sur ce dernier établissement, qu'il a recueilli, à plus de 7 kilomètres de Dieuze, de la rosée chargée d'acide chlorydrique ; donc il est permis de prévoir d'une manière certaine que toutes les com-

'munes que nous avons mentionnées, et dont les terres sont à moins de 7 kilomètres de l'usine, seront soumises aux mêmes dangers.

A Moyenvic (10 kilomètres de Dieuze), à Mulcey (5 kilom.), à Barthelémont (7 kilom.), les fleurs des arbres fruitiers tombaient comme frappées par la gelée, et la fleur de la pomme de terre avortait. Donc les vignes souffriront soit au moment de la floraison, soit au moment de la maturité du raisin, de sorte que celles qui auront été épargnées par la gelée venant du nord, seront forcément détruites par l'acide chlorydrique venant du sud. Les plus rapprochées de l'usine seront de plus attaquées par la suie de houille chargée d'acide sulfureux et qui, elle au moins, ne se répand qu'à une petite distance. Ces faits seront d'un exemple plus frappant encore si l'on réfléchit que, quelle que soit la hauteur de la cheminée d'appel, elle dépassera à peine les côtes qui bordent la vallée et que ses vapeurs raseront nécessairement le sol.

A Dieuze, dans l'intérieur même des maisons, tous les métaux sont attaqués, et la Compagnie a dû payer de fortes indemnités. En outre des personnes des plus honorables et des plus dignes de foi nous ont assuré avoir été réveillées au milieu de la nuit par les odeurs insupportables qui s'échappaient de l'usine.

A ces inconvénients généraux s'en joignent d'autres qui tiennent à la nature même du pays.

1° L'usine projetée, située presque au niveau de la rivière, ne pourra déverser ailleurs ses eaux vannes.

'De là, désempoissonnement jusque bien au-dessous de Nancy et, par conséquent, déchet sensible dans l'alimentation de cette grande ville et enchérissement des denrées alimentaires. De là, suppression de la pêche à laquelle se livre avec passion une partie de sa population. De là, enfin, infection des lavoirs, des bains publics, etc.

Les bestiaux d'Art-sur-Meurthe, ne pouvant se rendre à la prairie qu'en traversant la rivière à la nage, seront obligés de boire cette eau infectée et en souffriront dans leur santé. Si, pour parer à ces inconvénients, on tente d'établir des bassins d'épuration, on tombe alors dans le danger des infiltrations auxquelles, comme nous l'avons dit plus haut, le sol est éminemment favorable. N'est-il pas à craindre que lorsque le sol, complètement saturé, ne filtrera plus l'eau celle-ci ne vienne porter son infection jusque dans les puits ?

2° La ville de Saint-Nicolas, quoiqu'elle n'ait que des ressources fort restreintes, vient néanmoins en aide aux nombreux ouvriers qui l'habitent ; ces ouvriers par l'adjonction d'un personnel nombreux, perdront une partie de cette ressource. Les industriels qui veulent s'établir dans notre pays ne manqueront pas de répondre qu'ils se chargent de veiller eux-mêmes au bien-être de leurs ouvriers ; mais on sait combien ces promesses, séduisantes en théorie, sont souvent fictives dans la pratique, et combien il est plus sage de s'attacher aux actes, plutôt qu'aux promesses.

Saint-Nicolas possède un hôpital qui, administré par des hommes pleins de dévouement et de charité, suffit bien juste à la population pauvre de cette ville ; cet établissement est hors d'état de supporter l'accroissement de malades, que lui apportera une industrie malsaine au plus haut degré.

M. Varroy avait conçu le projet d'un canal d'irrigation, à travers les prairies qui bordent la rivière ; tous, ou presque tous les propriétaires voisins étaient prêts à concourir à ce travail, qui triplait la valeur de leurs propriétés ; ce projet qui nous apportait la richesse, devra être abandonné.

En résumé, et d'accord avec la population entière du pays, nous croyons pouvoir demander à Messieurs les Membres du Conseil d'hygiène, de rejeter une demande qui, nous pensons l'avoir démontré suffisamment, porte atteinte aux intérêts les plus chers du pays. Certes nous sommes moins que qui que ce soit, ennemis de l'industrie, mais nous pensons, et le conseil pensera avec nous, qu'on ne doit pas lui permettre de s'établir dans des conditions telles, qu'elle fasse plus de mal qu'elle ne peut produire de bien. Nous croyons qu'il serait facile de trouver pour la fabrique en question, un emplacement où tout en ne causant pour ainsi dire pas de dommages, elle se trouvât à portée du canal, qui lui amenerait à pied d'œuvre les matières premières, sans lui causer cependant un surcroît de dépense appréciable.

Nous demandons au Conseil une enquête minutieuse, faite sur place ; faite surtout par une Commission prise entièrement dans son sein, et qui, par cela même, nous offrant toutes les garanties possibles de justice et d'impartialité, nous rassurera sur l'avenir.

www.ingramcontent.com/pod-product-compliance
Lightning Source LLC
Chambersburg PA
CBHW070824160726
PP18578800001B/25